MÉTHODE NATURELLE

POUR SE PRÉSERVER ET SE GUÉRIR

DU

CHOLÉRA

ÉPIDÉMIQUE

ET DE LA CHOLÉRINE,

BASÉE SUR LES CAUSES PRÉDISPOSANTES ET DÉTERMI-
NANTES DE CES MALADIES.

« Connais donc la nature et règle toi sur elle
VIRGILE.

Par P.-L. Prosper,

Médecin, surveillant des Bains de santé des Hôpitaux et
des Etablissemens de Bains publics, auteur de plusieurs
ouvrages sur le *Génie des Sciences et des Arts.*

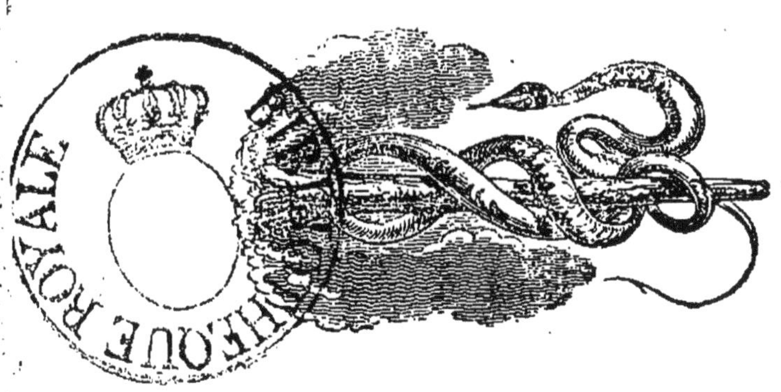

PARIS,

CHEZ L'AUTEUR, RUE DE LAROCHEFOUCAULT, 24.

—

AVRIL 1832.

Tout plagiaire ou contrefacteur de cet ouvrage sera traduit devant les tribunaux, conformément aux lois. Chaque exemplaire sera signé par moi.

P.-L. Prosper.

Imprimerie de DAVID, boulevart Poissonnière, n. 4 bis.

A Messieurs les Présidens et Membres des Commissions sanitaires.

———◦———

Messieurs,

Le temps des grandes calamités est aussi celui des grands dévouemens, de l'abnégation du faux amour-propre et de l'intérêt particulier ; la chose publique est alors la seule à l'ordre du jour. Chacun s'empresse de lui payer sa cote-part de dévouement.

La mienne, Messieurs, est de soumettre à votre savante réunion le fruit de mes études sur le génie de l'épidémie qui nous ravage.

Je suis convaincu que je connais intrinsèquement et matériellement l'essence ou la nature intime du Choléra, ainsi que les moyens de l'arrêter sur-le-champ, si ces moyens sont *franchement* et *universellement* employés, comme ils peuvent l'être avec avantage dans tous les cas et circonstances : puisque ce ne sont que des moyens généraux, qui toujours conviennent.

Sans nul esprit de controverse, sans nul dessein de me faire valoir, je viens très-respectueusement soumettre mes nouveaux moyens à la méditation et à l'essai de Messieurs les docteurs et de toutes les personnes éclairées .

Si, dans ma petite brochure, quelques propositions paraissaient hasardées ou obscures, je vous supplierais alors, Messieurs, de me faire l'honneur de me permettre de vous donner tous les développemens que vous jugerez convenables pour l'humanité et pour les sciences. Je serai toujours prêt.

J'ai l'honneur d'être, avec le plus profond respect et la plus haute considération,

Messieurs,

Votre très-humble et très-
obéissant serviteur ,

P.-L. PROSPER.

Paris, le 16 avril 1832.

MÉTHODE NATURELLE

POUR SE PRÉSERVER ET SE GUÉRIR DU

CHOLÉRA ÉPIDÉMIQUE

ET DE LA CHOLÉRINE,

BASÉE SUR LES CAUSES PRÉDISPOSANTES ET DÉTERMINANTES DE LA MALADIE.

Sur toutes les maladies qui affectent le genre humain, on trouve autant d'avis différens qu'on consulte de médecins. Cette confusion conjecturale des opinions sur un même objet vient de ce que la base fondamentale de l'art, la véritable clef de la science, n'est pas encore trouvée ! En effet, dans le Grand Dictionnaire des Sciences Médicales, au discours d'introduction, l'auteur affirme qu'Hippocrate ne s'est jamais arrêté à disserter sur *l'essence des maladies*. Plus loin, dans l'article PESTE, M. le professeur FODÉRÉ confesse que *l'essence ou la nature* intime de la peste n'est pas connue ; partout, dans tous les Traités de Nosologie, on y trouve implicitement ou très-explicitement le même aveu. Mais c'est surtout à l'article MALADIES, tome 30, page 173 du Dictionnaire des Sciences médicales, Paris, 1818, qu'on lit ce qui suit : « *L'essence ou la*

» *nature intime des maladies est entièrement*
« *ignorée ; toutes les recherches faites pour*
« *la découvrir ont été infructueuses et inu-*
« *tiles ; et toutes celles qui seraient tentées*
« *auraient le même résultat*, etc. etc.»

Cette dernière partie de la prédiction, loin de nous décourager, a été au contraire, pour nous, un puissant motif d'émulation.

En effet, qu'y a-t-il au monde de plus important à étudier que l'art de conserver la santé et la vie ? De plus, étant entièrement adonné à la culture du génie des sciences et des arts, l'art de la santé devait avoir sur nos pensées la préséance avant tout.

Nous nous sommes donc attaché à la recherche de ce que, scientifiquement et dans le haut style, on nomme l'essence ou nature intime de maladies ; et qu'en style tempéré l'on appelle la cause PRIMITIVE, PRINCIPALE et surtout SUBSTANTIELLE des maladies.

Cette recherche exigeait des connaissances préalables, beaucoup de vigilance, une immense clinique, des rapports avec les docteurs ; tout cela s'est heureusement trouvé autour de nous.

Nous avons enfin triomphé du mystère dont la nature avait couvert le secret des maladies qu'elle dérobait aux docteurs de toutes facultés. Nous avons saisi et divulgué cet ennemi presque imperceptible du règne animal et du règne végétal ; nous l'avons signalé et défini devant les honorables Académies de Médecine de St-Pétersbourg et de Paris ; nous en avons fait l'application sur des malades qui, aujourd'hui, ont des santés florissantes. Exemples : MM. d'Est, Audeval, de Cuningham, J.-J. Bernard et autres.

Cette vérité fondamentale, appliquée au Choléra épidémique, nous le fait reconnaître comme étant le résultat d'une DISSOLUTION PURULENTE de *molécules organiques, animales et étrangères* à notre économie vivante. Ces molécules, en plus ou moins grand nombre, sont la *cause* intrinsèque et *prédisposante* du Choléra-Morbus et de bien d'autres maladies isolées.

Mais la cause DÉTERMINANTE est moins facile à définir, à préciser. Toutefois, il est irrévocablement démontré qu'elle est dans l'air : sur ce point il y a unanimité dans les avis. Nous pensons, nous, que c'est une émanation terrestre soulevée par certaine conjonction des astres, et qui part, comme l'expérience le prouve, des pôles et chemine vers l'équateur,

Ceci est un avis pour les peuples méridionaux de pratiquer à l'avance les préservatifs dont nous parlerons tout-à-l'heure.

On dit que le Choléra frappe comme la foudre, cependant cette affection a aussi son aurore qui s'annonce par une diminution d'énergie, de l'ennui, du dégoût, un visage pâle, hâve, cadavéreux, ou une rougeur intense et fébrile, un froid glacial, du mal de cœur, des vomissemens, le cours de ventre, etc.

Le Choléra a tous les signes extérieurs de l'empoisonnement, et c'est en effet un empoisonnement naturel.

Avant de parler des moyens préservatifs et du traitement curatif que nous allons avoir l'honneur de proposer aux hommes de l'art, nous regardons comme un sentiment de reconnaissance et de justice de rappeler ici deux préceptes ou aphorismes des premiers maîtres de l'antiquité, et sur lesquels roule le génie de la santé, dont cette notice est un extrait (l'ouvrage n'étant pas encore imprimé.)

1° Hippocrate a dit : « Le repos, la diète et l'eau. voilà toute la médecine ; »

2° Gallien, son commentateur, ajoute : « Tenez-vous les pieds chauds, la tête fraîche, le ventre libre, et moquez-vous des médecins.

Une chose ici saute aux yeux: c'est que les sages préceptes de Gallien et d'Hyppocrate ne sont ni bien interprétés ni bien suivis. C'est positivement et très-simplement sur une savante application des MAXIMES de ces deux illustres savans, que nous donnons dans cette notice, des moyens certains contre le Choléra et une infinité d'autres maux.

Art. 1ᵉʳ. LE REPOS. Est-il possible de reposer quand on est entouré de choses qui irritent, soit par les odeurs, soit par le bruit, soit par les passions basses qu'elles soulèvent ?

Pour pratiquer le repos il faut choisir le temps et le lieu convenables.

Art. 2. LA DIÈTE. Ce mot veut dire choix et proportion dans les vêtemens, dans les exercices, dans les alimens, dans les boissons. Loin de s'y conformer, on boit sans avoir soif, on se procure un appétit factice, on travaille avec ambition, et l'on se vet selon le caprice des modes.

Art. 3. L'EAU. C'est de l'eau de *pluie* filtrée, ou au moins de rivière, que le divin vieillard a voulu désigner, et non pas de l'eau du Canal de l'Ourcq qui se débite dans les fontaines et les bains publics. Ce n'est pas non plus de l'eau de pompe, c'est-à-dire des puits de Paris dont ce précepte prescrit l'usage. N'est-ce pas une honte pour l'hygiène de la capitale de la France, que le pain et la bière soient faits avec de l'eau de puits qui, la plupart, égoutent les latrines d'un sol séléniteux et plâtreux habité par 900,000 âmes.

Oui, l'eau est un puissant moyen de santé, mais ce n'est point quand on place les pompes en *aval* de la rivière, c'est-à-dire après le point où le fleuve a déjà reçu dans ses eaux la *larve* immonde et pestilentielle que versent les deux milles ruisseaux et égouts qui sortent perpétuellement de la ville ! ! !

L'eau n'est pas non plus un élément de santé quand elle contient des matières minérales quelles qu'elles soient.

Le règne minéral est le tombeau de la nature. Cette vérité restera incontestable, quand nous aurons expliqué la nature particulière du principe générateur des maladies.

L'eau est un élément de vie quand elle est pure, quand elle proportionnée aux besoins du corps, quand elle est convenablement associée aux substances alimentaires, mucilagineuses et nutritives. C'est là le sens qu'y attachait Hyppocrate, c'est celui que nous professons.

Art. 4. Les Pieds chauds. Cette maxime, la plus utile, est la plus difficile à pratiquer. En effet, le tannage et le corroyage des cuirs sont insuffisans pour empêcher la chaussure de prendre l'humidité et l'eau. Le plus souvent, dans les bottes, on néglige de mettre des chaussettes ou des chaussons.

Pour avoir les *pieds chauds* il faut les laver deux fois par semaine avec de l'eau aussi chaude que supportable ; il faut changer de chaussettes deux fois par semaine ; il faut imbiber le cuir des chaussures, semelle et empeigne, avec une *huile sicative et plombée de litharge*, que chez les marchands de couleurs on nomme huile grasse. Les chaussures une fois suffisamment imbibées ne prennent plus l'humidité, ne se décousent point et durent trois fois plus de temps ; c'est là notre hydrofuge.

Pour compléter l'aphorisme de Gallien, il faut encore chaque soir, avant de se coucher, essuyer la crasse qui gît entre les orteils ; il faut fréquemment se faire couper les ongles et les cors, etc. Favoriser l'excrétion de cette matière cornée, c'est donner un libre écoulement à la matière des maladies.

Mais il ne faut point d'emplâtre, de lime ni de râpe.

Il faut *en tout temps* porter sur *la peau* des bas de fil de LIN blanc ; et l'on met par dessus, selon la saison , des bas de laine, de soie ou de coton. On verra plus loin pourquoi cette condition du *lin sur la peau* est absolument nécessaire pour obtenir une bonne santé.

Art. 5. LA TÊTE FRAÎCHE. Il n'est jamais passé dans la pensée de Gallien , d'appliquer sur la tête de l'eau froide, de la glace, de l'huile , de la pommade , des teintures , des fers brûlans , etc.

Fraîche , dans le langage de l'hygiène , veut dire propre, et ne veut point dire *froide*.

Rien ne glace la tête comme la présence de la crasse , des lentes et des poux.

Pour avoir la tête *fraîche ,* il faut chaque matin à son réveille s'essuyer à sec et de toutes parts avec un linge de *lin* , pour enlever la crasse , ranimer la circulation et l'exhalation (ce sont des frictions sèches); puis, démêler, peigner, brosser. Plus on en retire, plus il en revient ; donc c'est une preuve que l'économie se purifie. Il faut se raser souvent , et journellement se laver les dents avec du miel. Il faut, pour se moucher, n'user que de mouchoirs en fil, et toujours du *lin*.

Quand une tête est soignée de cette manière,

les idées sont plus nettes. La tête est le siége de tous les sens et de presque toutes les sensations.

La nuit, il faut couvrir la tête chaudement et garnir le cou d'une cravate peu serrée. La nuit est le temps des grandes élaborations des fluides vivans.

Porter *habituellement* des lunettes sur les yeux et du coton dans les oreilles, sont des contre-sens à la raison comme à la nature. Le fard est aussi un topique nuisible, aussi nuisible que l'eau de Cologne des Allemands, et tous les aromates et parfums d'un sérail honteux. La simple nature, fière de sa beauté native, repousse toutes ces bassesses indignes d'une âme raisonnable.

Quand on a sur le visage ou ailleurs, sur la peau, des boutons ou autres éruptions, il n'y faut mettre qu'un peu de sa salive dessus, aussi souvent que possible. La salive est un émollient qui répare très-bien la peau.

Art. 6. Le Ventre libre. C'est habituellement et naturellement libre que Gallien veut qu'on entretienne les fonctions de l'*abdomen* et des intestins.

Mais quand la sensualité recherche avec avidité les aromates excitans des deux Amériques

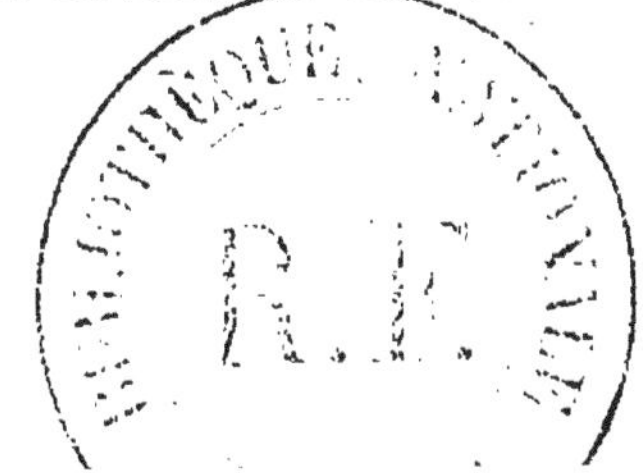

et de l'Inde, quand la concupiscence de la chair nous livre sans discrétion à l'usage immodéré du vin et des liqueurs, quand d'opiniâtres travaux de l'esprit dessèchent le sang, peut-on espérer d'avoir jamais le ventre libre ? Non, sans doute.

L'illustre médecin dont nous interprétons la pensée ne voulait pas non plus, pour rendre le ventre libre, recourir à des vomitifs, à des purgatifs, à des sels, à des huiles, à des eaux minérales, à des drogues.

Un régime alimentaire, *frais et récent, doux et délayant*, des alimens *fondans et fortifians*, voilà les moyens naturels qui donnent la liberté aux viscères importans renfermés dans la cavité abdominale ; viscères qui sont la source de l'énergie, des sensations et d'une grande et heureuse longévité, quand on ne les flétrit point.

On trouve indispensable de laver sa figure et ses mains, pourquoi ne laverait-on pas quelquefois les intestins par un lavement d'eau chaude pure, qui est plus salutaire que l'eau de son, que l'infusion de tabac, que la graine de lin, etc.

Un demi-lavement d'eau chaude pure vaut mieux qu'un picotin de pilulles qui tuent le principe vital. A force de *persévérance*, on parvient, par l'usage bien réglé et modéré des lavemens, à se passer tout-à-fait de lavement ; c'est ce qui est arrivé à toutes les personnes qui ont écouté nos conseils.

Art. 7 et dernier de l'aphorisme. Moquéz-vous des Médecins. Ce précepte-là ne s'adressera jamais à l'ami de l'humanité qui, en toutes choses, veut faire de son mieux pour secourir le malade. Ce précepte ne s'applique point au docteur qui fait un bon accueil aux lumières, de quelque part qu'elles arrivent. On ne se moquera jamais de celui qui, comme nous, fait de la médecine une science essentiellement libérale et charitable dans toutes les occasions.

Ceux dont Gallien veut qu'on se moque n'ont certainement pas besoin d'être signalés à la malignité publique ; elle en fait justice sans miséricorde, lors même qu'ils se flattent d'être les plus éloquens littérateurs.

Ici finit une instruction préliminaire qui a dû bien préparer les esprits dans les régles de prudence que réclame l'épidémie qui déjà désole la France et dissémine la population de Paris.

MOYENS CURATIFS.

Au moindre pressentiment qu'on sera atteint par le Choléra ou autre maladie, il faut prendre un lavement bien chaud ; une heure après en prendre un second ; ils ne seront que d'eau pure.

Après , on prend un bain de jambes dans l'eau chaude pure et aussi chaude qu'agréablement supportable ; on s'y lave les jambes et les pieds ; on les essuie avec du linge de lin sec et chaud.

Pendant le temps qu'on pratique le bain et les lavemens , on fait mettre au lit des draps blancs de LIN (point de chanvre , ni de calicot, ni de percale.) On fait bassiner le lit longtemps, *à trois reprises de feu* consécutives, pour que le calorique pénètre et matelas et couvertures , pour réagir fortement et longtemps sur la peau.

On se place dans ce lit chaud ; puis aussitôt on baigne chaque bras, l'un après l'autre , dans un vase oblong ou dans une poissonnière remplie d'eau aussi chaude que supportable. Ces bains de bras s'appellent *manuluves*. On les fait durer de cinq à dix minutes; on essuie bien et l'on se fourre entièrement dans le lit.

Ces manuluves, pédiluves et lavemens ont pour objet de détendre le système nerveux, de prévenir les convulsions, de délayer, de porter à l'*insensible* transpiration, qui toujours est préférable aux abondantes sueurs, lesquelles raréfient trop le sang. Mais avant que la *sueur* se déclare, il faut, après un quart-d'heure de repos, s'asseoir sur son séant, se couvrir convenablement et *respirer* la vapeur bouillante d'une très-forte infusion *de fleurs de sureau*, qu'on pose sur ses genoux, et l'on se couvre la face et le vase bouillant avec une serviette pour concentrer les vapeurs sur la face.

Ces vapeurs rafraîchissent et détendent la muqueuse nazale et les poumons, elles déterminent une abondance de mucus purulent qui est la matière verte et bilieuse du choléra, qui alors s'échappe par le moucher et le cracher.

Quand le pot de sureau ne jette plus assez de vapeurs chaudes, on s'essuie la face, on change de coîffure de nuit, et l'on s'enfonce au lit.

Alors on boit une tasse d'infusion chaude et sucrée de *tilleul*, de demi-heure en demi-heure, pendant un, deux ou trois jours.

Pour que la tisane de tilleul soit assez *mucilagineuse*, il en faut employer une once par
pinte d'eau bouillante qu'on verse dessus.

Mais, comme toutes les plantes ont besoin,
selon nous, d'être purifiées avant d'en faire
usage, il faut jeter sur ce tilleul de l'eau bouillante pour le laver avant de le faire infuser.
C'est pour avoir négligé ce précepte que plusieurs disent que le tilleul est âcre et échauffant,
tandis que c'est la malpropreté qui est âcre. Le
tilleul est, après la racine fraîche de guimauve,
le plus parfait des mucilagineux.

Pour varier la boisson, on peut alterner le
tilleul avec la tisane de guimauve, même
dose, même infusion. On écrase la guimauve
avant de l'infuser; on peut aussi la couper avec
du lait qui a bouilli.

Ces deux boissons sont les deux antidotes,
c'est-à-dire contrepoisons les plus rassurans
qu'on puisse trouver dans la nature; et, comme
le liquide purulent, animal et étranger du
choléra épidémique est un *poison*, et un poison froid, glacial, il serait, se semble, bien
difficile de trouver un véhicule plus salutaire,
pour le transporter sans avaries au dehors du
corps humain. Voilà, voilà le grand mérite de
connaître parfaitement la cause prédisposante

et *matérielle* des maladies dont on cherche le remède ; c'est là le génie de la médecine.

Ces deux infusions mucilagineuses adouciront beaucoup le dégoût horrible du vomissement , et , le plus souvent, elles épargneront cette secousse contre nature, en faisant charier le principe morbide ou morbifique par les urines, par les sueurs, etc.

Chaque fois , après que le cholérique (c'est le nom du malade alors) a vomi , on l'encourage à boire un peu de ces infusions bienfaisantes , afin de délayer le *pus noir et fétide* qui suppure dans l'estomac et dans l'œsophage (le gosier).

Le pauvre et chétif feuillage de la Chine , le thé, qu'on roule entre des plaques de *cuivre* chaudes ; lui qu'on aromatise étrangèrement, avec de la poudre d'*Iris de Florence*, lui qui vieillit des années en voyage et dans les magasins des spéculateurs , des négocians et détaillans, le thé, disons-nous, ne peut pas offrir une suffisante garantie contre une épidémie du choléra, qui ravage les santés les plus robustes. Et que dire de tout ce qu'on débite ici contre le choléra ?... Qu'on meure !...

La gomme arabique , blanche ou blonde, rend aussi de grands services comme adoucissant; on en tient un morceau dans la bouche; mais, pour dissiper sa fadeur, on met avec un petit morceau de sucre candi jaune ou couleur paille ; le miel blanc de Narbonne est aussi très-excellent.

Il faut s'abstenir du candi très-blanc que les confiseurs appellent sucre-candi d'*alun*.

On met aussi de temps en temps dans la bouche du cholérique, plein une cuiller à café, de gelée de groseilles ou de pommes; parfois on lui fait boire le jus d'une orange dans de l'eau sucrée, tiède ; on peut aussi en faveur des indigens employer la mélasse en place de miel. La mélasse est un sucre avec excès de maturité.

Il faut surtout soutenir les forces d'un malade, qui bientôt va être aux prises avec la mort pour expulser hors de lui, par exhalations diverses, un principe morbifique étranger qui le menace de ruine. il faut, disons-nous, de trois heures en trois heures, faire humer un bon *bouillon de bœuf* ou *de bœuf et de poulet*, avec addition de carotte et de navet.

Dans ces bouillons, il ne doit entrer ni poireau, ni oignon, ni panais ; ces matériaux poussent à la putréfaction du sang.

On supprime provisoirement les alimens solides et même les soupes et potages.

Des bouillons, de l'orangeade, de la tisane mucilagineuse, voilà avec quoi l'on pourra dompter, dissiper une maladie dont jusqu'aujourd'hui, l'essence ou la nature intime a été inconnue à Moscou, à Vienne, à Varsovie, à Londres aussi bien qu'à Paris.

Cette découverte, pour nous, *« est le fruit lent du temps et de l'expérience,»* comme disait le professeur Pinel; elle est la clef du génie de la santé, et nous lui devons la vie aujourd'hui.

Si le malade éprouve de violens ténesmes, c'est-à-dire des envies douloureuses d'aller à la selle, on emploie pour les lavemens de l'eau de guimauve ou de cerfeuil, ou bien encore, ce qui est excellent, du bouillon de tête de mouton, ou du cou ou collet de mouton.

Les bains généraux d'eau ou de vapeurs ne sont pas du tout indiqués dans la circonstance qui nous occupe : Hyppocrate, au reste, a dit que pour pratiquer le bain il faut avoir *tout* ce qu'il faut pour le *bien faire,* qu'autrement il fallait s'en abstenir.

Tout médecin consciencieux et désintérressé reconnaîtra que, s'il est vrai que le choléra épidémique est la *dissolution* de molécules animales organiques étrangères, dont la présence odieuse fait cesser la vie, c'est également là que se bornent les moyens curatifs que la prudence prescrive. Ce médecin consciencieux se souviendra, dans toutes les occasions, que les médicamens ont, pour la plupart une action *consécutive* redoutable : donc il les faut éviter.

Pendant l'épidémie du Choléra, et surtout au cholérique, il faut faire flairer du vinaigre de *vin*, il en faut déposer partout, sur des assiettes et les renouveler tous les jours. Cette odeur douce et anti-putride de vinaigre de *vin* est essentiellement anti-flogistique, c'est-à-dire calmante et cordiale. Le chlorure, au contraire, irrite, comme l'eau de javelle, et refoule le Choléra sur le système nerveux. Dans cette déplorable épidémie, il faut surtout faire moucher, cracher, transpirer, uriner. Il faut aussi rechercher les rayons d'un soleil radieux. Le soleil, dit Lafontaine, est l'œil de la nature.

Si, comme on n'en peut pas douter, la cause déterminante du Choléra est une vapeur *terrestre minérale*, les chlorures sont contre-indiqués, et les résultats, à Paris, ne sont pas pour eux.

Voyons maintenant le régime des préservatifs, qui sera aussi celui des convalescens ; et, pour abréger ce discours déjà si long , nous le présenterons en deux tableaux : l'un contiendra les choses que l'hygiène doit adopter, l'autre exposera celles que la découverte de l'essence ou la nature intime du Choléra et autres maladies force de repousser comme nuisibles.

PREMIER TABLEAU.

CHOSES D'ADOPTION.

Le bœuf;

Le mouton;

Le gibier;

La volaille, tous rotis ou bouillis, point de roux.

Du pain dont le froment aura été vigoureusement criblé avant la mouture. Il serait juste et raisonnable que l'administration fasse remplacer partout le pain *bis* des indigens et le pain de *munition* de la troupe par un pain blanc de première qualité. En agir autrement ce serait mal entendre ses propres intérêts, ce serait manquer de justice et d'humanité. Qui a plus besoin d'avoir du bon pain, si ce n'est celui qui n'a rien à manger avec ? Le soldat versera bientôt son sang pour sa patrie, pour son roi, pour la loi ; et l'on voudrait que ce sang fût de mauvaise qualité, rempli de vers microscopiques. Il faut mange peu de pain.

Les carottes.

Les navets.

Les choux-fleurs.

Les choux pommés.

Les asperges.

Les épinards et la chicorée cuite.

Les salsifis.

L'oseille.

Les œufs à la coque, au lait ou en omelette.

Le beurre frais et salé.

L'huile d'olive et d'œillette.

Les fruits très-mûrs, confits ou cuits.

Le sel et le vinaigre avec modération.

Le riz, cuit dans l'eau avec du sel. On l'assaisonne avec quatre onces de beurre frais par livre de riz.

Le cerfeuil infusé dans le bouillon encore *bouillant* est un puissant anti-flogistique, c'est-à-dire calmant et cordial.

On peut encore faire une fort bonne tisane avec de l'orge entière, de la racine de guimauve verte et de la racine verte de réglisse. Une once de chaque par pinte ou litre de tisane pour boire, aux repas, coupée avec de l'eau.

Il est très-essentiel que toutes les boissons

soient substantielles *quand le sang est sursa-turé de* pus.

Le vin rouge (bien collé).

Le cidre de pommes.

La bierre rouge, bien cuite, faite d'orge et de houblon avec de l'eau de rivière ou de pluie.

Le café des îles de bon choix.

Le café d'orge brute, brûlée est bon.

Le miel et la mélasse clarifiés.

Le sucre des îles, c'est-à-dire de canne.

Les miels sont tous anti-cholériques par ex-cellence ; ensuite viennent la gelée de pommes de Rouen, les prunes de mirabelle de Metz et de Verdun, les figues blanches de Marseille, les pommes de reinette, *cuites*, de Neufchâtel, et les premières cuvées de vins de Beaune et de Nuits.

L'eau de pluie ou de rivière filtrée, ou d'un bon puits, ce qui est fort rare. Il faut poser des gouttières à tous les édifices, en recueillir proprement le précieux produit. Il faut filtrer et dépurer l'eau par les filtres-charbon de M. Ducommun, boulevart Poissonnière, n. 6; ou, au moins, se procurer de l'eau dépurée, clarifiée et filtrée de l'établissement royal du

quai des Célestins, qui se distribue par toute
la ville.

Mais nous pensons que M. le comte de
Bondy, préfet de la Seine, magistrat bienveil-
lant, fera reporter les pompes à feu à la Rapée
et à la Gare, et qu'il fera placer des filtres-
charbon dans les fontaines publiques, lesquelles rediront son nom à la postérité.

Vaisseaux de cuisine en terre de Champagne, vernissé ou non, rue du Jour, n° 4;

En faïence brune et blanche de Rouen;

En porcelaine, en verre, en cristal, en buis,
en bois de hêtre.

Du linge de corps et de lit en LIN, qui toujours doit seul exclusivement toucher la peau.

La flanelle se portera désormais *par dessus*
la chemise de lin.

Un logement exposé au levant, au midi ou
pour le moins au couchant.

Des promenades là où règne une facile et
abondante végétation.

DEUXIÈME TABLEAU.

CHOSES D'EXCLUSION.

Le veau.
L'agneau.

Le porc.

L'oie et le canard.

Le poisson.

Les huîtres.

Le pain de munition fait avec des blés avariés et jamais assez criblé avant de moudre.

Les pommes de terre.

Les haricots.

Les fèves.

Les lentilles.

Les pois.

Les artichaux.

Les melons, potirons, concombres et cornichons.

Les ognons, poireaux, ciboules, aulx, échalottes.

Les truffes, morilles, champignons, câpres, anchois et sardines.

Les œufs durs et vieux.

Le lait et les fromages.

Les salades.

Le chocolat.

Les noix, noisettes et amandes.

Les fruits de primeure.

Les épices et aromates.

Le vin blanc.

Le cidre de poire et les poires pierreuses.

La bierre blanche.

L'eau-de-vie.

Les liqueurs.

Le café de chicorée.

Le sucre de betteraves.

Les fontaines de liais et de gravier sont insuffisantes ; celles de cuivre empoisonnent l'eau.

Evitez les eaux dures et toutes les eaux minérales en boissons et en bains.

Vaisseaux de cuisine en étain, cuivre, fer, argent et or, de terre de pipe.

Le métal s'oxide, c'est-à-dire s'use insensiblement et d'une manière occulte, et nous empoisonne sans qu'on puisse y remédier.

Exclure tout linge de lit et de corps en coton, en chanvre.

La flanelle sur la peau s'oppose à la sortie du principe qui prédispose à contracter le choléra et autres maladies.

L'exposition nord est véritablement l'envers de la nature, c'est le côté de la mort.

Fuyez les lieux arides où l'air est trop rapide.

Les lois de la chimie et de l'hygiène exigent que l'on prohibe sans délai tous les vases, brocs et mesures en métal.

Telles sont les adoptions et les exclusions hygiéniques que nous avons trouvées être en harmonie parfaite avec la nature des causes capitales qui sont à combattre dans le choléra épidémique, dans la peste, dans la fièvre jaune, etc. Ces choix et ces exclusions ne paraîtront pas justifiées devant toutes les intelligences; cependant si l'on réfléchit aux déplorables malheurs dans lesquels Paris se voit plongé, si l'on réfléchit à l'accent, aux gémissemens de ces orphelins qui nous déchirent le cœur en nous demandant un père, une mère, au frère qui pleure sa sœur, aux pauvres qui perdent leurs bienfaiteurs; si l'on réfléchit à la file de corbillards qui depuis huit jours passent sous nos fenêtres, on nous pardonnera par humanité la liberté d'avoir pris l'initiative dans une science respectable, où le premier rang n'est pas pour nous. On nous excusera aussi d'avoir condamné l'usage des choses qu'en connaissance parfaite de cause nous savons être contraires.

Enfin et pour terminer cette notice, nous engageons les personnes qui veulent parfaitement s'instruire sur la *cause prédisposante* du choléra-morbus épidémique (ou sporadique) et de la presque totalité des autres maladies, à lire les ouvrages de M. Bosq, membre de l'Institut, professeur au Jardin du Roi, principalement l'article ANIMALCULE, dans le Dict. d'Histoire Naturelle, édition de Déterville, Paris, 1816 et 1818. On trouve ces deux éditions à la Bibliothèque du Roi, ainsi que le Grand Dictionnaire des Sciences Médicales dont nous avons parlé.

CONCLUSION.

Personne n'ignore aujourd'hui que le dissentiment et la confusion sont encore appesantis sur la science médicale ; nous avons cité le dictionnaire, le tome et la page où cet état de chose est consigné à la considération des jeunes et ardens élèves des écoles. Nous avons, comme Cincinnatus, lors de la paix générale, en 1814, déposé nos armes et repris l'étude et la surveillance des bains de l'Hôpital Saint-Louis de Paris. Le fruit de ces travaux a été la découverte du PRINCIPE GÉNÉRATEUR des maladies ; nous avons eu l'honneur d'expliquer ce principe aux honorables académies de Paris et de Saint-Pétersbourg : ces sociétés ont nommé des rapporteurs.

Aujourd'hui, l'excès de la douleur, le comble des calamités qui pèsent sur Paris et sur la

France a rompu un silence qui pouvait coûter la vie à des millions de frères ; car les moyens usités sont loin de satisfaire, et nos larmes inondent ce cahier déjà trop tardif.

Il a suffi de rappeler deux grandes maximes des pères de l'art de guérir, pour tracer la voie par où les hommes peuvent rentrer dans le chemin de la vie et le parcourir long-temps.

Les moyens spéciaux que nous y avons joints sont d'une efficacité telle que chacun s'empressera de les pratiquer sans attendre les premiers soupçons de Choléra ; et, par leur universelle adoption, on peut faire *avorter*, *échouer* l'épidémie dans sa course invisible et vagabonde.

Un seul mot devait suffire sur les médications contraires, inefficaces et dangereuses. Comme dit le proverbe : à bon entendeur, salut.

Un régime alimentaire et hygiénique tiré de la même source devait plaire à nos lecteurs. Nos deux tableaux parallèles et synoptiques rempliront leur attente et très-probablement aussi celle de la courageuse et honorable commission sanitaire. Les départemens et nos amis recevront ce souvenir de notre reconnaissance pour l'accueil qu'ils ont l'indulgence de faire à nos ouvrages.

Nous répondrons avec empressement à tous les renseignemens qui nous seront demandés et nous apprendrons avec plaisir si MM. les Docteurs partagent nos opinions, si les malades en ont éprouvé un mieux-être, car nous devons tous espérer que la clémence de Dieu se laissera fléchir et qu'il aura pitié de son peuple.

SECOURS AUX CHOLÉRIQUES.

Une seringue.

Une bassinoire.

Une chaise percée.

Bouteille en terre ou étain pour mettre de l'eau chaude aux pieds.

Flacon de vinaigre de vin *simple*.

Poteries et vases en terre de Champagne, en faïence de Rouen, en porcelaine (rue du Jour, nº 4).

Couvertures de laine.

Linge de lin pour draps, chemises, serviettes et serre-têtes.

Bonnet de coton.

Fleurs de sureau.

Tilleul brut de l'année.

Racine de guimauve verte.

Oranges.

Cerfeuil.

Gomme arabique.

Sucre candi paille.

Sucre, miel, mélasse.

Gelée de groseilles.

Gelée de pommes de Rouen.

Pommes cuites.

Bouillon de bœuf.

Id. de poulet.

Id. de tête de mouton pour les lavemens-

Vin rouge vieux et généreux.

Lecteur, comparez et jugez : votre santé, votre suffrage seront ma récompense.

P.-L. Prosper.

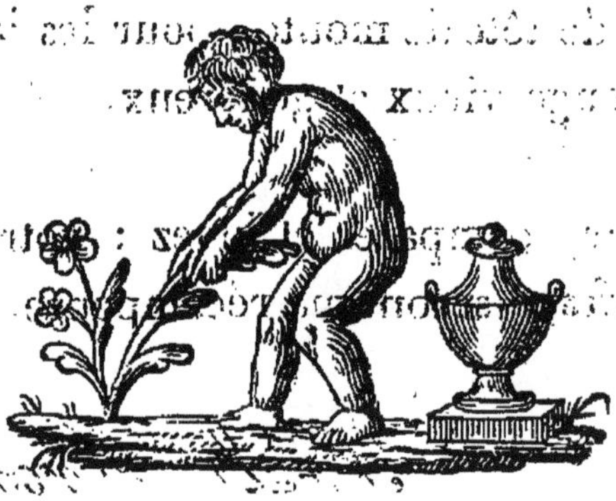

Sucre, miel, mélasse.

Café à prendre.

Gelée de pommes de terre,

Potages variés,

Bouillon de bœuf,

Id. de poule,

TABLE.

LEGES
ET
MORES

NOUVELLE MÉTHODE

POUR SE PRÉSERVER ET SE GUÉRIR DU

CHOLÉRA ÉPIDÉMIQUE
ET DE LA CHOLÉRINE,

BASÉE SUR LES CAUSES PRÉDISPOSANTES ET DÉTERMI-NANTES DE LA MALADIE.

« Connais donc la nature et règle-toi sur elle. »
(Virgile.)

Par P.-C. Prosper,

Médecin, surveillant des Bains de santé des Hôpitaux et Établissemens publics ; auteur de plusieurs ouvrages sur le *Génie des Sciences et des Arts*

Brochure in-12, caractère philosophie, prix : 5 fr., franc de port, pour Paris, les Départemens et l'Étranger. A Paris, rue de Larochefoucault, n° 24, Chaussée d'Antin, chez M. Prosper, et dans les bureaux de la Poste-aux-lettres des départemens. Quand on manque d'occasion pour faire payer à Paris, on peut envoyer, en faisant la demande, une reconnaissance des Postes, et retenir les frais.

Choléra-Morbus sont deux mots qui dans notre langue n'ont aucune signification : la raison en est qu'on est allé inutilement les chercher, comme beaucoup d'autres, dans les langues grecque et latine où ils désignent les maladies bilieuses ; ce qui est premièrement une erreur, car le Choléra n'est pas seulement une affection des conduits biliaires.

(On prononce : KOLÉRA-MORBUCE.)

Il était réservé à M. Prosper d'expliquer d'une manière naturelle, simple et précise, en quoi consiste réellement le Choléra Épidémique ou sporadique, c'est-à-dire indi-viduel et isolé.

Il définit le Choléra : une dissolution spontanée et *purulente dans toutes les parties du corps*, de corpuscules étrangères, organiques, animales et surtout très-perni-cieuses. Voilà, selon lui, la raison évidente du froid glacial qui survient, et de la mort dont on est subitement frappé.

Il assigne pour cause prédisposante du Choléra et de ses sœurs la Cholérine et la Peste, un long état d'*inertie*, de *stagnation*, dans lequel ces corpuscules étrangères et organiques ont séjourné dans nos tissus vivans.

Il signale pour cause déterminante du Choléra, certaines vapeurs de la terre soulevées par l'attraction habituelle des astres, mais surtout par une conjonction accidentelle de certains astres entre eux, et qui, partant du pôle ou nord, chemine lentement vers l'équateur ou régions méridio-nales. C'est pourquoi M. Prosper pense que les peuples de ces contrées doivent pratiquer *à l'avance* les préservatifs qu'il enseigne, afin de résister au Choléra dans sa course invisible et vagabonde.

C'est uniquement faute d'avoir bien saisi et précisé la nature intime du Choléra, que partout ce mal a frappé les populations d'une STUPEUR mortelle, effet qui à lui seul détermine plus d'accidens que la conjonctive at-traction des astres; que l'humeur purulente qui s'est formée dans les membres et dans la face du cholérique (cholérique est le nom du malade alors qu'il en est atteint).

Mais écoutez M. DE BUFFON, ce sublime interprète de la nature :

« Le plus grand obstacle à l'avènement des connais-
» sances de l'homme est moins dans les choses mêmes
» que dans la manière qu'il les considère ; quelque com-
» pliquée que soit la machine de son corps, elle est

» encore plus simple que ses idée Il est moins difficile
» de voir la nature telle qu'elle est, que de la recon-
» naître telle qu'on nous la représente; elle ne porte
» aucun voile, nous lui donnons un masque, nous la
» couvrons de préjugés, nous supposons qu'elle agit,
» qu'elle opère comme nous agissons et pensons. Cepen-
» dant ses actes sont évidens, et nos pensées sont obscures;
» nous portons dans ses ouvrages les abstracttions de notre
» esprit, nous lui prêtons nos moyens, nous ne jugeons
» de ses fins que par nos vues et nous mêlons perpé-
» tuellement à ses opérations, *qui sont constantes*, à ses
» faits, *qui sont toujours certains*, le produit illusoire et
» variable de notre imagination.» Voilà l'histoire générale
du Choléra.

A Moscow, à Vienne, à Varsovie, à Londres et même
aujourd'hui à Paris, on n'a employé contre le Choléra que
des substances qui *irritent* et d'autres qui *assoupissent*.
Aussi on a eu partout une mortalité considérable.

M. Prosper, parfaitement identifié avec la nature *puru-*
lente des voies *capillaires* et des tissus, a l'honneur d'ou-
vrir à MM. les Docteurs la proposition de traiter désormais par les DÉLAYANS essentiellement MUCILAGINEUX tels
que le tilleul, la guimauve verte, la gomme arabique, le
bouillon de poulet, le bouillon de bœuf, le jus d'orange,
le petit-lait, les lavemens miélés et surtout le repos, la
chaleur tempérée, les bains locaux, afin de *solliciter* une
crise salutaire et dépurative par les urines et par des sueurs
modérées; puis la manière de faire ajoute encore aux
vertus de ces moyens.

L'odeur du vinaigre de vin lui paraît préférable au chlorure.

Le secret de M. Prosper consiste tout simplement à
soumettre la médecine au bons-sens, à la raison.

M. Prosper prouve, par un sentiment de reconnaissance
et de justice, que, Hyppocrate, le fondateur de la méde-

cime, et Gallion, son digne continuateur, ont très-parfaitement indiqué les moyens préservatifs les plus efficaces contre le Choléra, la peste et autres maladies, dans chacun de leurs aphorismes ou préceptes. Mais aussi il démontre en détail que les maximes sages de ces grands hommes sont beaucoup trop négligées parmi nous. C'est pourquoi il s'est fait un mérite de les développer pour les approprier à la circonstance désastreuse qui désole Paris et la France.

Ce qu'on trouvera de plus utile dans la petite brochure de M. Prosper, ce sont deux tableaux pour le régime alimentaire; le premier contient les noms de tous les alimens propres à chasser du corps les germes du Choléra, le second expose au contraire la triste nomenclature des substances et des boissons qui prédisposent à l'*inertie*, à la *stagnation*, à la putrescence, au Choléra, à la peste et toujours à une mort prématurée.

Ces tableaux sont un calendrier de santé qui devra, à l'avenir, être réimprimé en tête des tablettes et agendas de poche destinés aux mères de famille.

Dans la conclusion, M. Prosper affirme que si l'on se hâte de pratiquer les moyens qu'il indique, le Choléra cessera sur-le-champ; mais il faut une immense publicité, c'est un service que la presse périodique s'empressera de nous rendre.

Vu l'urgence, dans l'intérêt de l'humanité et pour Dieu, nous prions MM. les rédacteurs de journaux et écrits périodiques d'avoir l'extrême obligeance d'insérer cette Notice analytique, pour premiers renseignemens, dans leurs feuilles. Ils nous en adresseront, s'ils veulent bien, un exemplaire, et, par réciprocité, nous leur ferons parvenir *quatre exemplaires* de cette nouvelle méthode afin qu'ils puissent continuer de les analyser en faveur de tous.

Imprimerie de Davd
Boulevard Poissonnière, n. 4 bis.